AF401318

# TUBERCULOSE PULMONAIRE

## ET MONT-DORE

### (Prétuberculose et débuts de Tuberculose)

Indication toute spéciale du Mont-Dore
chez les candidats à la Tuberculose,
chez les menacés ou prétuberculeux
et chez les Tuberculeux
à la première période et non ouverts.

**Par le Docteur J. ANDRÉ**

Ancien Interne des Hôpitaux
Lauréat de l'Académie de Médecine
Officier d'Académie
Chevalier du Mérite Agricole
Médecin consultant aux Eaux du Mont-Dore

CLERMONT-FERRAND
TYPOGRAPHIE ET LITHOGRAPHIE G. MONT-LOUIS
—
1907

# TUBERCULOSE PULMONAIRE

## ET MONT-DORE

### (Prétuberculose et débuts de Tuberculose)

Indication toute spéciale du Mont-Dore
chez les candidats à la Tuberculose,
chez les menacés ou prétuberculeux
et chez les Tuberculeux
à la première période et non ouverts.

**Par le Docteur J. ANDRÉ**

Ancien Interne des Hôpitaux
Lauréat de l'Académie de Médecine
Officier d'Académie
Chevalier du Mérite Agricole
Médecin consultant aux Eaux du Mont-Dore

CLERMONT-FERRAND

TYPOGRAPHIE ET LITHOGRAPHIE G. MONT-LOUIS

1907

# TUBERCULOSE PULMONAIRE

## ET

## MONT-DORE

### (Prétuberculose et débuts de Tuberculose)

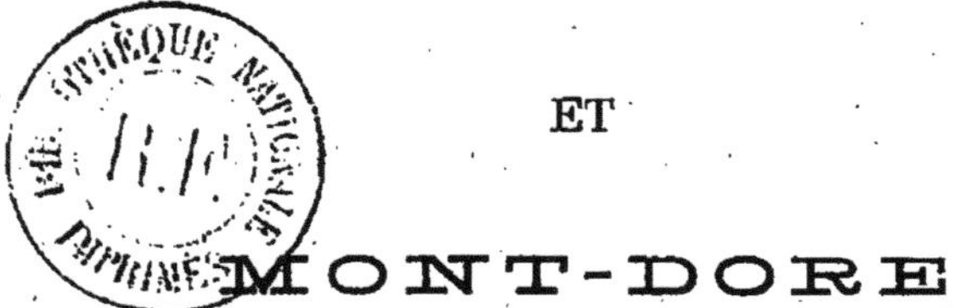

par le Docteur J. ANDRÉ

*(du Mont-Dore)*

---

Nulle maladie, plus que la tuberculose, n'a
sollicité et ne sollicite d'une façon plus pressante
la science et l'attention du médecin. Les progrès
de la civilisation, les grandes agglomérations,
la vie confinée, le surmenage physique et céré-
bral, l'alcoolisme, le tabagisme, ont multiplié
les conditions favorables à la propagation de
cette cruelle maladie, qui, tous les jours, pro-
gresse à pas de géant, fauche impitoyablement
des milliers de jeunes existences, affaiblit la

race et menace plus l'avenir des peuples occidentaux que les guerres ou les fléaux les plus dévastateurs.

Or, l'expérience, que la fréquence de cette maladie facilite, montre que sa curabilité est d'autant plus grande que le traitement commence à une période plus rapprochée de son début. Il importe donc au plus haut point d'en faire un *diagnostic précoce*, et, dans ce but, il est utile de bien connaître les signes qui permettent de la dépister dès sa naissance, et, même avant sa naissance, dans la phase *prétuberculeuse*. Sur cette dernière appellation, il est nécessaire de s'entendre. Les sceptiques triomphent en prétendant que le terme prétuberculose ne répond pas à un état morbide défini, et que, vouloir guérir une maladie avant même qu'elle existe, c'est se payer de mots, c'est se réserver des succès faciles. Et cependant, tous ceux qui ont l'habitude et l'occasion de voir et de soigner les tuberculeux, saisissent fort bien le sens clinique du mot prétuberculose.

Les *prétuberculeux* sont tous ces affaiblis que la tuberculose menace, mais qu'elle n'a pas encore atteints, tous ces *prédisposés* héréditairement ou accidentellement, qui présentent un facies, une apparence extérieure auxquels même les gens du peuple ne se trompent guère. Que si le médecin, plus désireux de précision, veut asseoir cette impression vague sur des bases plus solides, il verra que ces êtres marqués, pour ainsi dire, du sceau de la tuberculose, offrent, associés ou séparés, quelques signes assez particuliers.

Expression du visage triste, aspect général de langueur, figure pâle et chlorotique, les veines transparaissent sous une peau fine et délicate; au moindre effort, aux moindres velléités de travail ou d'activité, les *pommettes rougissent,* les *yeux deviennent brillants*, la respiration courte et haletante, et les narines paraissent palpiter ; puis la dépression survient aussitôt, le teint pâlit et les yeux perdent leur éclat. En général le cou est long et gracile, le *sommet de la poitrine étroit* et sa base élargie, les membres grêles, le *dos voûté*, les doigts renflés en massue à leur extrémité, la croissance hâtive, le système pileux exagéré, les cheveux longs, fins et soyeux. Ces individus sont alternativement mous et nerveux et transpirent facilement, ils sont *impressionnables* et susceptibles à l'excès, enclins aux passions, sentimentaux, souvent très intelligents. Leur sommeil est agité, troublé par des cauchemars et, le matin, par des *transpirations profuses*, suivies de sensation de froid, mais sans frisson. La *lassitude générale* se manifestant au réveil est un signe important. L'appétit est fantasque et la nutrition défectueuse. *Une petite toux* sèche existe souvent et quelquefois longtemps avant le début vrai de la maladie, ainsi que des *douleurs thoraciques* mobiles et fugaces, une disposition à *s'enrhumer facilement* et à voir les rhumes s'éterniser; le pouls s'agite et se précipite au plus léger prétexte, quelquefois de petites *hémoptysies* se succèdent avant l'apparition de tout signe stéthoscopique. Souvent ces prédisposés appartiennent au type *vénitien;* toutefois Delpeuch a montré que les individus nettement roux ne sont pas les plus atteints, mais bien plutôt ceux qui présentent de l'*éréthrisme partiel,* c'est-à-dire avec des cheveux roux, les poils de la barbe, des aisselles ou du pubis bruns ou blonds, ou réciproquement.

Un indice utile est le *rapport du poids à la taille* du sujet. L'homme sain devant avoir un poids en kilog. égal au nombre de centimètres au-dessus de 1 mètre (un homme de 1 m. 70

doit peser 70 kilog.). Pour les femmes, d'après
Papillon, le rapport du poids à la hauteur de la
taille est de 3,5.

La *capacité thoracique* est intéressante à
examiner; d'abord par la mensuration extérieure; le périmètre thoracique devant être au
moins égal à la demi-taille, il faut faire intervenir chez la femme le volume des seins. Pour
plus d'exactitude on mesurera en expiration et
en inspiration forcée, et on prendra la moyenne.
La *spirométrie* fait connaître la capacité pulmonaire vraie. La capacité respiratoire de l'homme
normal est de 3 litres 1/2; celle de la femme,
3 litres. On tiendra compte évidemment de la
taille, de la corpulence, de l'emphysème possi-
ble, etc.

Tels se révèlent les *prétuberculeux* ; il est
nécessaire de leur conseiller un traitement
immédiat, qu'il vaut mieux voir qualifié de pré-
maturé que de les exposer à subir les premières
atteintes de la terrible maladie. D'ailleurs comme
le traitement à ce moment est surtout *préventif*
et sans médicaments nocifs, il n'y a aucun incon-
vénient à le tenter trop tôt. C'est la période *du
repos*, des *distractions*, du *relèvement de la
nutrition* par les moyens naturels : *cure d'air,*

*cure d'altitude* et *hydro-minérale.* Si on laisse franchir cette période incertaine entre la phase de menace et l'apparition des premiers symptômes, les garanties de succès, nombreuses encore, ont cependant diminué considérablement. Car il ne faut cesser de le répéter : le *traitement préventif domine tout le problème de la tuberculose.*

Si, par suite de certaines circonstances, par suite de l'insouciance de l'individu ou de son entourage, on n'a pu le libérer à temps de cette épée de Damoclès suspendue sur sa tête, si la maladie à fait son invasion, nous devons nous efforcer de rechercher les signes si légers, si faibles soient-ils, pouvant marquer cette invasion, car les chances de guérison seront d'autant plus grandes que ces signes seront plus insignifiants et plus difficiles à déceler.

C'est à ce moment qu'apparaissent l'*amaigrissement progressif*, les *douleurs thoraciques* se localisant soit sous la clavicule, soit entre les omoplates, le plus souvent c'est du *côté gauche que débute la tuberculose;* le *clou phtisique* de Cater peut alors se percevoir, se révélant par une douleur à la pression du pneumogastrique à la base du cou; d'autres points douloureux à la pression peuvent exister dans le creux sus ou sous-claviculaire, la fosse sus ou sous-épineuse. Les *troubles digestifs* s'établissent avec vomissements provoqués par la toux et hyperchlorhydrie. La voix se voile ou devient rauque, la *toux* est plus accentuée au réveil et au coucher. On voit survenir les *hémoptysies,* celles-ci pouvant être uniques ou fréquentes, abondantes ou limitées à quelques filets de sang mêlés à la salive. Le plus souvent, la période hémoptoïque de début dure une ou deux semaines, avec une ou deux hémoptysies quotidiennes; d'autres fois, une hémoptysie a lieu pendant un certain temps, tous les 15 jours, tous les mois, tous les deux mois. Le bacille de Koch se trouve rarement dans le sang hémoptoïque. Les *pupilles* peuvent être dilatées, le plus souvent la dilatation existe du côté du poumon atteint (Destrée).

Les gencives présentent le *liséré gingival* de Thompson, blanchâtre au début, puis violacé ou rouge vif, selon les différentes phases de la maladie. Il est fréquent de noter *l'amyotrophie scapulo-thoracique* de Boix, intéressant la voûte musculaire du sommet du poumon atteint et s'accentuant avec les progrès de la maladie.

L'auscultation est la première à donner des signes nets, la percussion ne pouvant en fournir qu'à un stade plus avancé. Le premier symptôme d'auscultation est celui de Grancher, *rudesse et gravité de l'inspiration* dues à la diminution du calibre des bronchioles enflammées et devenues rugueuses à leur surface. Ce signe, pour être probant, doit être *fixe et localisé.* Puis, peu à peu, *l'expiration* devient plus *rude et· prolongée,* égalant et dépassant la durée de l'inspiration. En général on perçoit ce signe au sommet du poumon, à la partie externe de la fosse susépineuse, dans l'espace interscapulaire du côté malade, et d'après Rondot, ces signes apparaissent souvent au hile du poumon avant d'être notés au sommet.

La *percussion* ne tarde pas à révéler en ces divers points de la *submatité* et une *élévation de tonalité.* Un procédé très utile pour dépister la tuberculose au début consiste à rechercher la présence de *râles sous-crépitants à la base du poumon* (Burghar). G. Sée et Landouzy ont montré que l'iodure de potassium, à la dose de 0,20 centigram. plusieurs jours de suite, rendait perceptibles des râles pouvant passer sans cela inaperçus.

Les ganglions entourant la trachée, les grosses bronches et le hile du poumon sont souvent enflammés au début de la tuberculose, surtout chez les enfants. Cette *adénopathie* se traduit par de la matité rétro-sternale, l'affaiblissement du murmure vésiculaire d'un côté de la poitrine, dyspnée avec cyanose. et œdème de la face et des membres supérieurs, toux coqueluchoïde.

Un signe de grande valeur est la *respiration saccadée*. L'inspiration se fait en deux ou trois secousses, suivant le rythme du cœur.

La résonnance de la voix aux *points vertébraux* est aussi un signe précieux.

La *tachycardie* pouvant aller jusqu'à 130 pulsations est un phénomène fréquent et d'un pronostic fâcheux. On a observé également la *brachycardie* descendant jusqu'à 40 pulsations. L'abaissement de la *pression artérielle* est la règle.

La *radiographie* pratiquée à cette phase indique une *diminution de la clarté de l'image pulmonaire* et *l'abaissement du diaphragme du côté malade* (Béclère)., mais les résultats ne sont pas constants.

Les urines sont *hypertoxiques, hyperchloru-rées, hyperphosphatées, hypercalciques. L'al-buminurie intermittente* se manifestant au ré-veil est fréquente, elle s'accompagne souvent de *polyurie.*

La *fièvre* des prétuberculeux et des tubercu-leux au début doit être étudiée avec un soin tout particulier.

On en distingue trois types cliniques. Le pre-mier, qualifié de *fièvre subjective* (Chrétien), est caractérisé par ce fait que le malade présente tous les symptômes habituels de la fièvre (ma-laise, abattement, frissons et chaleur), sans au-cune élévation thermique.

Le second type est décrit sous le nom *d'état subfébrile* (Strempel). Le matin, le malade n'a pas d'élévation thermométrique, mais le soir, la colonne mercurielle peut atteindre 38°5.

Le troisième type a été dénommé, par Lar-douzy, *fièvre prétuberculeuse à forme typhoïde;* pendant un temps plus ou moins long, une quin-zaine, un mois, dans quelques cas pendant des mois entiers, le malade a 38° à 38°5 le matin, et le soir 39°5 à 40°.

D'autres fois, la fièvre affecte le type intermittent ou rémittent.

Cependant, la forme fébrile la plus intéressante peut-être chez le tuberculeux débutant, est celle survenant à la suite d'une fatigue, d'une marche. Le procédé le plus simple pour la déceler consiste à prendre la température rectale après une marche d'une ou deux heures ; une élévation de température, même de quelques dixièmes de degrés, permet d'affirmer une *tuberculose latente*. Une certaine élévation thermique peut aussi accompagner la digestion, la menstruation, les émotions.

Robin et Binet ont trouvé un moyen de diagnostic précoce de la tuberculose dans l'étude du *chimisme respiratoire*. Ils ont été amenés à conclure que l'*augmentation des échanges respiratoires* était un indice constant chez les tuberculeux au début, et même chez les suspects et les tarés héréditaires.

Nous signalerons, en terminant, le *séro-diagnostic,* les *injections de sérum artificiel,* les *injections de tuberculine, la réaction électrique de débilité musculaire* et l'examen *bacillaire des crachats*. Ce dernier examen est très important, mais d'un emploi difficile, car à sa phase de début la tuberculose étant fermée, il ne saurait y avoir de bacille dans l'expectoration. On pourrait, il est vrai, injecter les crachats au cobaye. On a conseillé aussi une ponction exploratrice.

Ce rapide exposé démontre qu'il n'y a pas de *signe pathognomonique* de la tuberculose au début ; aucun des symptômes énumérés ne présentant de valeur indiscutable pris isolément, et seule, l'association de deux ou plusieurs d'entre eux permettant d'établir un diagnostic certain. Il faudra en outre recueillir et interpréter avec soin les *antécédents héréditaires* ou *personnels*, confirmer son diagnostic par tous les procédés possibles et se hâter de mettre en œuvre tous les moyens dont on peut disposer pour lutter contre l'évolution tuberculeuse. De tous les moyens utilisables, nous retiendrons pour l'instant la *cure hydro-minérale et d'altitude* et tout spécialement la *cure montdorienne*.

*Il est manifeste que la médecine actuelle demande de plus en plus aux moyens naturels aérothérapie, hydrothérapie, cure thermale la transformation des organismes chronique* ment viciés par la longue accumulation des altérations produites dans la race, sous l'influence de longs siècles de civilisation.

On tend de plus en plus à synthétiser la thérapeutique tuberculeuse dans la formule admise presque unanimement par l'école moderne : transformer le terrain.

Cette orientation est de toute logique, car en analysant les causes qui, graduellement mais sûrement, impriment à l'organisme la déchéance constitutionnelle, acheminement vers la tuberculose dans beaucoup de cas, on voit intervenir comme facteur le plus puissant, la civilisation ; et l'on peut poser en axiome que la dégénérescence constitutionnelle est en raison directe du degré de civilisation. Les races les plus robustes, les mieux constituées, ne peuvent résister aux effets détériorants de nos mœurs et de nos habitudes. Dans les civilisations avancées la tare diathésique est imminente ; si elle n'atteint pas certaines individualités plus ou moins résistantes, elle a prise tôt ou tard sur la descendance. Toutefois l'on ne saurait, pour des motifs d'hygiène, faire écueil aux conditions essentielles de la vie sociale ac-

*tuelle qui ne peuvent se transformer. Mais le médecin, conscient de l'empreinte profonde subie par l'organisme sous l'influence de l'atavisme, bien averti de l'infériorité indéniable dans la lutte sociale conférée à l'individu par l'écart de la vie naturelle* (influence de l'exagération de l'alimentation, des préparations culinaires toxiques auxquelles le goût blasé demande des sensations toujours plus nouvelles, mais aussi toujours plus nocives et dangereuses (falsifications, gibiers faisandés, boissons de grande marque, cuisine fine et de haut goût), vie dans un milieu encombré, dans un air confiné, absorption de poussières, de fumée, constrict.on des vêtements, du corset, manque d'exercice, sédentaréité dans les classes aisées, surmenage physique, moral, génital, influence héréditaire ou acquise de la syphilis, de l'alcoolisme, du tabagisme, etc.), *le médecin, dis-je, peut et doit essayer dans la mesure compatible avec les exigences de la vie moderne, de modifier par un retour momentané à la vie normale l'organisme déchu. Comme la durée de ce retour momentané est précisément très limitée, il est nécessaire d'exagérer l'effet de ce mode de vie transitoire par des moyens actifs, et c'est ainsi que les stations thermales, chacune d'après son mode d'action, reçoivent leurs indications.*

La réputation du Mont-Dore dans la cure de la tuberculose pulmonaire est très ancienne (1) et a contribué primitivement et depuis longtemps à établir la réputation de ses thermes.

Ce n'est pas à dire que le Mont-Dore soit uniquement la station des tuberculeux, ou tout au moins, que pour clientèle, on y doive surtout compter sur les tuberculeux :

« Le Mont-Dore a comme clientèle les *neuro-arthritiques respiratoires ;* par conséquent, en dehors des tuberculeux, les malades seront légions qui apparaîtront justiciables de ses eaux ; leur nombre n'est pas prêt de diminuer, car le neuro-arthritisme (indication générale de la station) nous envahit chaque jour davantage, aussi est-il facile de prédire que ce magnifique Etablissement, pourtant conçu dans de si vastes proportions, sera bientôt insuffisant, et que pour toutes les années à venir, les eaux ne seront jamais trop abondantes, les bains hyperther-

---

(1) Sidoine Apollinaire (v° siècle) parle élogieusement des Bains du Mont-Dore déjà célèbres et importants à cette époque, et vante leur action curative dans la tuberculose pulmonaire.

maux trop nombreux, les salles d'inhalation trop spacieuses. — LANDOUZY. »

La tuberculose pulmonaire ne relève du Mont-Dore qu'autant qu'elle se trouve greffée sur un organisme *neuro-arthritique*. Par conséquent, tous les dégénérés, tous les nerveux, tous les arthritiques, enfants, adolescents ou adultes, menacés ou atteints de la redoutable maladie, devront demander au Mont-Dore le secours de ses eaux. C'est en effet comme *stimulante* et *tonique, décongestionnante* et *sédative* que la cure montdorienne s'adresse aux localisations tuberculeuses pulmonaires, chez les *neurasthéniques*, chez les *arthritiques*. Et c'est parce que le terrain *neuro-arthritique* est éminemment propre à de semblables réactions qu'il bénéficie si utilement des pratiques thermales et des conditions climatériques de la station. Toutes les fois que nous nous trouvons en présence de tuberculeux appartenant à cette souche, le Mont-Dore fait merveille. Il est certain que nos eaux minérales n'ont aucune action sur l'élément tuberculeux, et, soit dit en passant, aucune station thermale, aucune médication vraiment éprouvée, n'a d'action directe sur l'élément tuberculeux ; si le Mont-Dore arrive le plus souvent à guérir les bacillisés, à prémunir les bacillisables, et presque toujours à améliorer les bacillisés, son action est due à ce qu'il agit activement : 1° sur la *congestion* pulmonaire périphérique des tubercules; 2° qu'il *tonifie* le tissu pulmonaire et l'organisme en général, soit par l'action de ses eaux, soit par la cure d'altitude adjuvante.

L'action *décongestive* de l'eau montdorienne s'exerce soit par l'*inhalation*, soit par les *bains hyperthermaux*, soit par l'*eau ingérée*.

*Décongestive* est l'inhalation qui porte au contact de la surface pulmonaire, les vapeurs forcées, contenant tous les principes minéralisateurs de l'eau, imprègne de ces vapeurs bienfaisantes les alvéoles, les replis alvéolaires, tout l'arbre bronchique en un mot. Cette atmosphère humide imbibe toute la surface respiratoire, produit sur elle une action substitutive, que Landouzy compare à l'action anticatharrale produite par l'élimination balsamique à travers la muqueuse pulmonaire. Or, toute action substitutive se décompose en deux temps : 1° stimulation de la circulation au point impressionné; 2' décongestion réflexe ou par continuité au point congestionné voisin du point stimulé. En tuberculose pulmonaire, nombreux sont les points

congestionnés, puisque tout nodule tuberculeux
est le siège d'une congestion périphérique.
Aussi est-il donné très souvent, aux médecins
de la station, de constater cliniquement la *décongestion* par l'apparition du *râle crépitant de
retour*, indice de la rétrocession du processus
pneumonique, entourant comme d'une véritable
zone le nodule tuberculeux, cette pneumonie
localisée, caractérisée par l'obscurité ou l'absence
du murmure vésiculaire, cède peu à peu sous
l'influence décongestionnante des eaux, et
bientôt apparaît le *bronchus crepitons redux*.
Les crachats, au début plus ou moins colorés,
deviennent aérés et visqueux. Ce râle de retour,
signalé par J. Mascarel et Cazalis, est la preuve
bien manifeste de l'action décongestionnante de
l'inhalation à laquelle contribue la révulsion par
les bains. Cette décongestion a pour effet secondaire de calmer l'irritation bronchique, de modifier l'élément nerveux et spasmodique du tuberculeux; action *sédative locale* qu'il est facile
d'expliquer comme découlant de l'action décongestive elle-même. En effet, sur une congestion
très douloureuse, congestion dentaire par exemple, produisez une action *décongestionnante* par
un moyen quelconque, saignée, scarification, et

vous calmez aussitôt l'élément douloureux dû à la compression des filets nerveux par le sang. Sur la surface bronchique il en est de même, et le sang qui comprimait les ramifications nerveuses venant à se retirer, ces ramifications ne sont plus excitées, l'irritabilité s'atténue, la toux se calme, en un mot la *sédation* se produit. Il est vrai qu'en thérapeutique générale, les faits sont complexes et que, dans cette action *sédative,* il nous faut aussi tenir compte des fortes proportions d'acide carbonique absorbées dans les salles d'inhalation. Mais l'acide carbonique n'agirait-il pas aussi comme *décongestionnant* et, par conséquent, comme *sédatif* ? Cette sédation locale, conséquence de la décongestion, est due, non seulement aux inhalations, mais aussi aux autres pratiques révulsives de la médication montdorienne.

Les bains de siège hyperthermaux constituent un des usages les plus originaux et les plus typiques de cette médication. Pris à l'émergence même des griffons, dans les sources dont la température varie de 39 à 47°, ces demi-bains ont de 5 à 12 minutes de durée. Le patient éprouve en y entrant une chaleur vive au niveau des parties immergées, la rubéfaction est intense,

le pouls fort et accéléré, et une sudation assez
forte ne tarde pas à se produire sur la partie du
corps qui émerge, sudation que le malade s'em-
presse de faire continuer, en se rendant immédiatement dans son lit, à moins qu'il n'aille
chercher de nouveaux effets diaphorétiques dans
les salles d'inhalation. Il est d'usage d'envoyer
tous les soirs le malade prendre un bain de pieds.
Ce bain légèrement dérivatif et, par conséquent,
décongestionnant, vient parachever l'ensemble
*décongestif* des pratiques thermales que nous
venons d'étudier.

Il est facile de s'imaginer que le tuberculeux,
soumis à ce traitement plus ou moins intensif
approprié à son état, à ses forces, à la note de
sa diathèse, il est facile de s'imaginer que, *dé-
congestionné* quotidiennement et progressive-
ment par toutes ces pratiques, en même temps
que *calmé* dans les manifestations spasmodiques
et nerveuses de ses voies respiratoires, il ne
tarde pas à éprouver une amélioration plus ou
moins marquée, amélioration à laquelle viennent aider concurremment l'ingestion de l'eau
et la cure d'altitude.

L'eau du Mont-Dore justifie bien l'adage ther-
mal : « Naturam aquarum effectus et curationes

ostendunt. » Bicarbonatée mixte, arsenicale, ferrugineuse et siliceuse (la plus siliceuse des eaux françaises, après Bourbon-l'Archambault), l'eau du Mont-Dore est très faiblement minéralisée et nous offre un exemple frappant de résultats cliniques de beaucoup supérieurs à ce que sa teneur minérale nous permettait d'attendre.

Pour beaucoup de médecins, les effets physiologiques et les résultats thérapeutiques des eaux faiblement minéralisées seraient dus à la température de ces eaux. Mais cette interprétation ne peut être admise, car l'eau ordinaire élevée à la même température (Félix) ne témoigne d'aucune des propriétés médicinales et curatives des eaux indéterminées.

D'autre part, on ne saurait prétendre qu'une eau minéralisée dans les mêmes conditions que l'eau thermale, produit des effets analogues, l'expérience et la clinique protesteraient. L'eau thermale est une lymphe minérale à manifestation vitale *sui generis* (électricité, radio-activité, transformation de la matière minéralisée en énergie et réciproquement, etc.), elle est une *eau vivante* ; l'eau artificiellement minéralisée est une *eau morte*.

On sait, d'après des travaux récents, que les minéraux ne sont utilisés par les cellules vivantes que dans des proportions infinitésimales. *Les solutions fortes tuent les cellules.*

Armand Gautier a montré que l'arsenic indispensable à la vie de l'homme et des animaux se trouvait dans des proportions infinitésimales dans le corps de l'homme, un milliardième d'arsenic chez certains animaux.

A. Robin a fait ressortir qu'on peut obtenir, par électrolyse ou par précipitation d'un sel en présence d'un colloïde (albumine ou gélatine), des solutions aqueuses de métal (or, fer, argent, platine), à l'état radiant ou colloïdal ; ce qui constitue les *ferments métalliques*, si actifs en thérapeutique hydro-minérale et à doses infinitésimales.

Renaut a bien mis en relief les effets notamment plus actifs de l'arsenic à très faibles doses.

*Nous pensons que beaucoup de médicaments administrés par la voie buccale sont absorbés à des doses idiosyncrasiques ou spéciales à chaque organisme, que l'absorption buccale, stomacale ou intestinale a lieu en raison d'une sélection dosimétrique variable chez le même individu selon la maladie, la diathèse, l'âge, etc., variable d'un individu à un autre, que le surplus non absorbé est enrobé et évacué en masse ou tout au moins passe à travers l'économie sans s'assimiler, sans s'intégrer, de telle sorte que la posologie courante, pour les métalloïdes qui se trouvent dans les tissus, ne présente aucun caractère de fixité, et n'est utile souvent que pour les doses maximum, qui, si elles sont dépassées, produisent une sorte de sidération dont l'effet immédiat est d'annihiler* la faculté élective dosimétrique *que possède normalement tout organisme.*

De cet ensemble de faits il découle que les eaux faiblement minéralisées, et c'est le cas du Mont-Dore, sont plus actives que les eaux très concentrées, tout au moins relativement à certains minéraux, l'arsenic en particulier.

Il est à remarquer, par ailleurs, que *les eaux très faiblement minéralisées sont en revanche très fortement siliceuses,* et le Mont-Dore tient, après Bourbon-l'Archambault, le premier rang. Or, les propriétés antifermentescibles de la silice, ses propriétés antiparasitaires, antibactériennes, son action dissolvante de l'acide urique ont été établies par des travaux de toute actualité et déjà nombreux ; la silice est aussi un tonique général par suite de son action directe sur le milieu protoplasmatique, mais à cet égard beaucoup reste encore à élucider

On peut donc conclure que l'eau du Mont-Dore, d'après les données scientifiques les plus récentes, réalise deux conditions importantes d'activité : *faible minéralisation par rapport à certains métaux*, et d'autre part, *grande richesse en silice*.

Donc, soit par son arsenic, soit plutôt par l'ensemble de ses sels qui forment un tout bien plus actif que ne saurait l'être la solution séparée de chacun d'eux, par sa minéralisation totale, dis-je, l'eau montdorienne *tonifie* l'organisme en général, action tonique qui est due à une suractivité des échanges organiques, manifestée au second septenaire par des décharges uratiques telles, que les malades l'appellent « semaine des sables ». Dès le début du traitement, l'action *stimulante* de l'eau ingérée se caractérise par une augmentation de l'appétit, une augmentation des sécrétions bronchiques, une urinatio plus abondante, sans toutefois véritable diurèse puis l'effet tonique apparaît et se traduit par le retour au fonctionnement normal des organes, par la diminution de la toux, plus de facilité dans l'expectoration, plus d'aisance dans la respiration, tous effets qui sont aussi sous la dépendance des trois autres termes de la médication (dérivation par les bains, inhalation, altitude), dont la boisson n'est que l'un des quatre termes. Toutefois, quelques cas bien observés de malades buvant exclusivement de l'eau, permettent d'attribuer à l'eau ingérée une action *stimulante* et *tonique,* action inconnue dans sa genèse, mais qui n'en est pas moins réelle. En tout cas, l'expérience clinique nous assure de l'action stimulante de l'eau, soit que cette eau agisse directement sur les cellules organiques en activant leurs échanges moléculaires, leur nutrition e leur développement, soit qu'elle agisse primitivement sur les cellules nerveuses centrales qui, à leur tour, stimuleraient les phénomènes de vaso-motion et de nutrition. Dans certains cas, comme dans la congestion périlobulaire tuberculeuse, cette action *stimulante* devenant régulatrice du système vaso-moteur, produirait la *décongestion*. La décongestion, nous l'avons vu, pouvant amener la *sédation* locale quand les filets nerveux terminaux comprimés par le sang viennent à être décomprimés, nous pouvons conclure que l'eau montdorienne est à la fois *stimulante* et *tonique, décongestive* et *sédative,* tous effets dont l'altitude peut aussi revendiquer sa part.

Car si l'eau du Mont-Doré prise en boisson est reconstituante et stimulante ; si, par ses inhalations combinées à la révulsion muco-cutanée, elle est décongestive, révulsive, sédative, « n'oubliez pas, dit Landouzy, que tous ces résultats sont obtenus dans un climat *d'altitude* et, qu'en somme, le traitement montdorien est une cure *thermale hydro-minérale d'altitude...* Exhaler les vapeurs montdoriennes à 1,100 mètres au-dessus du niveau de la mer, force le malade à une gymnastique nullement indifférente en l'espèce ». A une telle altitude signalée comme la plus favorable aux effets thérapeutiques (expérience de Jacquet et Süter, démontrant qu'entre 1,000 et 1,300 mètres, les résultats de la cure d'altitude atteignent leur maximum comme persistance et durabilité), *l'organisme jouit d'une intensité et d'une plénitude de fonctionnement qui le placent dans les meilleures conditions, soit pour lutter contre les in-*

*fluences nocives extérieures, soit pour rétablir une vitalité amoindrie. Si l'on est curieux des causes de cette exubérance de formes et de santé, de cette résistance aux agents morbides, de cette robustesse dont bénéficient les montagnards autrement mieux constitués et vigoureux que les habitants de la plaine,* la clinique et la physiologie nous répondent qu'un séjour prolongé à une altitude de 1,000 à 1,300 mètres, produit une augmentation durable de l'hématopoïèse par la diminution de la pression barométrique (Jacquet, Süter), que la radiation solaire plus accentuée détruit les germes pathogènes, que cette même radiation combine ses effets avec ceux de la sécheresse et de l'ozonisation de l'air, pour activer les phénomènes chimiques au niveau des alvéoles, que la raréfaction atmosphérique, en accélérant les mouvements respiratoires et en développant leur amplitude, accroît la capacité pulmonaire, que l'abaissement de la température exerce une action *sédative* générale et locale très recherchée, et que, d'autre part, grâce à des qualités plus diathermanes, l'air plus pur, plus sec et plus froid des montagnes n'absorbe pas la chaleur des rayons caloriques solaires, qui se transmet ainsi directement à l'organisme où elle s'emmagasine ; il en résulte ce fait surprenant, à savoir qu'en montagne et par un temps clair et sans vent, on supporte très bien des températures basses qui, dans la plaine, incommoderaient notablement et seraient même nuisibles aux affectés des voies respiratoires, qui peuvent ainsi, sans déperdition de chaleur, profiter pendant le jour, des effets *vivifiants*, d'un air frais et exempt de miasmes. Si l'on ajoute que l'accélération, l'énergie augmentée du courant sanguin, diminue ou supprime les stases veineuses, conjure les chances d'hémoptysie et en facilitant la circulation pulmonaire, *décongestionne* les foyers bacillisés, on déduira aisément que le tuberculeux est redevable au climat d'altitude d'une sorte *d'impulsion salutaire imprimée à tous les actes vitaux et en particulier aux actes respiratoires ;* d'où *amélioration du terrain* et traitement *local pulmonaire*, objectif indiqué de toute vraie thérapeutique tuberculeuse respiratoire.

*L'heureuse coïncidence qui fait trouver dans une ville thermale des eaux aux propriétés recherchées en thérapeutique tuberculeuse, en même temps que des conditions d'altitude non moins recherchées en semblable thérapeutique, place le Mont-Dore au premier rang comme station des tuberculeux pulmonaires.* « Grâce à son altitude, dit Landouzy, cette station n'a pas de vraie rivale ; car les Eaux de l'étranger que l'on recommande et que l'on vante dans les affections des voies respiratoires, pour bienfaisantes qu'elles soient, pour analogues qu'elles soient en tant que composition minérale, le cèdent toutes au Mont-Dore, en ce sens que la cure s'y fait en dehors de l'élément climatérique. Comparez, au point de vue de l'altitude, les stations les plus réputées de l'étranger, et vous verrez qu'aucune station rivale n'a les attributs climatériques que donne au Mont-Dore son altitude de plus de 1.000 mètres. »

Donc, le Mont-Dore, par ses conditions climatériques, par l'action spéciale de ses eaux, est nettement indiqué dans la tuberculose pulmonaire développée sur le terrain neuro-arthritique. En effet, la médication montdorienne, par ses propriétés *décongestives*, s'adresse aux phénomènes congestifs qui dominent la scène de la tuberculisation pulmonaire, atténue et diminue la fréquence des poussées congestives, facilite la cicatrisation des foyers de ramollissement et la transformation fibreuse de ces mêmes foyers ; *sédative locale*, elle combat les phénomènes irritatifs qui produisent la toux ; *sédative générale*, elle calme l'éréthisme du tuberculeux ; *stimulante locale*, elle active l'hématose pulmonaire, et, par conséquent, *tonifie* le tissu pulmonaire en favorisant la nutrition de son parenchyme, par la régulation de circulation capillaire pulmonaire troublée chez le tuberculeux ; *stimulante et tonique générale*, elle donne à l'ensemble de l'organisme une sorte de *suractivité bienfaisante et reconstituante*, dont le terme final est d'accroître les forces du malade et de le rendre plus ou moins rapidement *réfractaire à de nouvelles poussées bacillaires.*

Il est à remarquer que les résultats de la médication thermale concourent heureusement avec ceux produits par la cure d'altitude. Cette dernière, en effet, par l'activité qu'elle imprime à la circulation générale et pulmonaire, fond les résidus pulmonaires, *décongestionne* la zone pérituberculeuse et rend l'hématose plus parfaite, d'où oxygénation augmentée et accélérée, d'où *stimulation* de toutes les fonctions. De par *l'harmonie des actions combinées de la médication thermale et de la cure d'altitude*, le tuberculeux pulmonaire traite, au Mont-Dore, ses lésions locales et son état général.

*Mais, entre toutes les catégories de tuberculeux, ceux qui retireront d'une cure au Mont-Dore les effets les plus remarquables en même temps que les plus persistants, ce seront ces candidats à la tuberculose, ces organismes héréditairement ou accidentellement tarés, marqués, pour ainsi dire, du sceau de la tuberculose, que l'invasion bacillaire guette, et pour lesquels la déchéance tuberculeuse est imminente et presque inévitable. Pour cette classe d'organismes viciés, qu'on est convenu d'appeler* prétuberculeux *; pour ces menacés, le Mont-Dore est la station de choix : il remplira les deux principales indications thérapeutiques qui ressortissent à cet état morbide. Décongestif et tonique de par son action thermale, de par son climat d'altitude, il s'adresse à la fois à ces phénomènes congestifs qui dominent toute la phase prémonitoire des altérations tuberculeuses, et à cet état de diminution de la résistance vitale qui rend l'organisme du prétuberculeux incapable de toute lutte et l'offre comme une proie facile et sûre à l'invasion bacillaire. Nous réclamons aussi tout spécialement ces prédis-*

posés qui sont déjà quelque peu entachés de tuberculose, ces tuberculeux au tout premier degré, *chez lesquels les lésions sont encore insignifiantes, mais chez lesquels cependant le bacille a fait son entrée, qui se trouvent en pleine lutte antituberculeuse, lutte antituberculeuse dont les phénomènes congestifs qu'ils présentent sont, l'expression, l'extériorisation clinique. Mais impropres qu'ils seront à supporter vaillamment et victorieusement la lutte, de par le vice originel ou acquis dont leur organisme est entaché et qui, déjà, les a fait succomber aux premières attaques, de par cette tare diathésique, les* tuberculeux au premier degré *relèveront du Mont-Dore, dont la médication, essentiellement* décongestive *et* tonique, *est remarquablement efficace en semblable occurrence. Mais il faudra toujours tenir compte de l'état constitutionnel, de la diathèse qui a présidé à la naissance de la tuberculose, et se souvenir que le Mont-Dore se signale dans la cure du* neuro-arthritisme.

*Une étude plus approfondie des diathèses montre que la cure constitutionnelle, la cure diathésique doit jouer, dans le traitement des maladies chroniques, le rôle prépondérant. La diathèse*

*transforme le terrain, le rend, par une viciation
spéciale, apte à contracter telle ou telle lésion :
améliorer le terrain, c'est, en dernier terme,
modifier la diathèse, atténuer son action fâcheuse
sur l'organisme, et l'indication rationnelle d'une
thérapeutique logique sera de s'attaquer primitivement à l'état constitutionnel.* Toute thérapeutique qui n'aurait la lésion que comme
objectif unique, voire même une thérapeutique
antibacillaire, pécherait par la base si, concurremment, elle ne s'adressait à la diathèse, dont
l'existence respectée serait une menace perma-
nente de rechute et de récidive des lésions, que
l'on s'attacherait à guérir exclusivement. Or,
le Mont-Dore ayant comme apanage la cure
diathésique, la cure neuro-arthritique, c'est
donc bien avec raison que nous y convions les
tuberculeux pulmonaires de souche neurasthé-
nique *qui viennent puiser à nos thermes des
effets* toniques *et* sédatifs, *que nous y convions
les tuberculeux pulmonaires de souche* arthri-
tique, *à, la nutrition ralentie, aux poussées
irritatives et congestives. qui viennent solliciter
de notre médication des effets* décongestifs *et*
stimulants ; *que nous convions enfin au Mont-
Dore la phalange si nombreuse des tuberculeux*

*à la fois neurasthéniques et arthritiques, des
tuberculeux* neuro-arthritiques *auxquels nos
eaux et notre climat d'altitude prodiguent à la
fois de la* décongestion, *de la* stimulation *et de
la* sédation.

Quoique les eaux du Mont-Dore soient quelquefois très efficaces chez les *tuberculeux pulmonaires ouverts*, chez les tuberculeux qui
crachent, il est bon de ne pas les envoyer dans
notre station, à cause de l'effet moral qu'ils peuvent produire sur les autres malades, chez qui la
peur de la contagion est très intense. Toutefois,
les tuberculeux à la première période qui crachent par suite de phénomènes *bronchitiques pé-
rituberculeux*, et qui, par conséquent, ne sont pas
ouverts, peuvent être dirigés sur le Mont-Dore.

Grâce aux progrès incessants de l'hygiène dans
les hôtels du Mont-Dore, grâce à des améliora-
tions toutes dans la vraie note scientifique, les
malades peuvent y venir sans avoir à craindre
les dangers de la contagion, contre laquelle on
lutte vigoureusement. Devrions-nous dire que
cette lutte, quoique très logique, produit l'effet
d'une lutte contre un ennemi illusoire : car, de
longue date, l'attention des médecins du Mont-
Dore, aussi bien que des médecins étrangers,

hôtes de la station, s'est efforcée de constater la réalité de cette contagion, sans y parvenir. Il est certain que cette lutte intelligente, combinée avec la quasi-immunité que confère l'altitude, fait de nos Thermes un endroit privilégié pour les tuberculeux pulmonaires. Une heureuse entreprise a doté la station d'un funiculaire qui transporte en quelques minutes les malades à 1.250 mètres d'altitude, dans une belle forêt de sapins séculaires transformée en un parc de plus de 60 hectares, où ils peuvent respirer à pleins poumons un air chargé d'ozone et d'effluves balsamiques et faire ainsi quotidiennement une *cure d'air*.

Ces beaux résultats de la cure montdorienne en tuberculose pulmonaire sont le produit complexe et de l'action des eaux et des impressions bienfaisantes produites sur le poumon et l'organisme en général par le climat d'*altitude*. Nous avons précédemment parlé de la quasi-immunité conférée par l'altitude ; nous serions mal compris si l'on prenait cette quasi-immunité au sens strict du mot ; mais nous serons dans le vrai si, nous autorisant des idées de plus en plus admises aujourd'hui par la majorité des cliniciens, nous disons que le microbe, que l'infection ne joue qu'un rôle secondaire dans la genèse de la tuberculose ; le bacille de Koch existe partout autour de nous et en nous ; mais son invasion ne devient effective, ses ravages ne se manifestent que le jour où il trouve un *terrain altéré* où il puisse coloniser ; colonisation qui paraît singulièrement contrariée au Mont-Dore et dans les climats d'altitude en général. Heureuse conception, née de la clinique, que la clinique a permis d'étayer et dont la thérapeutique a pu tirer les plus fécondes conclusions : *tonifier l'organisme menacé, tonifier encore l'organisme attaqué et, dans ces derniers cas, lutter contre l'invasion par la décongestion.* Or, où pourrait-on trouver une meilleure appropriation de cette doctrine thérapeutique, si ce n'est dans une ville thermale *hydro-minérale d'altitude* qui, comme celle du Mont-Dore, unit aux effets *stimulants* et *décongestionnants, sédatifs et toniques* de ses eaux les effets parallèles et concomitants de son climat *d'altitude.*

# CONCLUSIONS

1° *Il est de toute utilité de dépister les* menaces *de* tuberculose *et aussitôt que cet état de menace a été décelé, de soumettre le sujet au* traitement préventif.

2° *Il est non moins utile d'établir un* diagnostic précoce *de la* tuberculose à ses débuts *et d'instituer immédiatement le* traitement curatif.

3° *Le* repos, *le* relèvement de la nutrition, *les* distractions, *la* cure d'air et d'altitude, *le* traitement hydro-minéral, *sont à ce moment à préconiser.*

4° *La réputation du Mont-Dore dans* la cure de la tuberculose pulmonaire *est très ancienne et justifiée par des résultats probants.*

5° *On s'expliquera cette action remarquable, si l'on admet que la dégénérescence constitu-*

tionnelle est en raison directe du degré de civilisation, si l'on admet également que la cure
constitutionnelle doit jouer dans le traitement
des maladies chroniques le rôle prépondérant, et
on comprendra alors la faveur croissante dont
jouissent les stations minérales qui, chacune
d'après leurs indications, réalisent pendant un
temps très court, mais dans des conditions
d'efficacité décuplées par l'application thermale,
une sorte de retour momentané aux avantages
de la vie simple et primitive où l'organisme
déchu retrempe sa vitalité et son énergie,
amende la viciation spéciale qui a amené la
tuberculose, en un mot transforme son terrain.

6° S'il est de tradition de voir les tuberculeux aux 2me et 3me degrés (dont toutefois l'état
général n'est pas trop déprimé et compromis)
retirer du Mont-Dore des résultats souvent sur-
prenants, il est spécialement indiqué et il est
préférable de n'y envoyer que les tuberculeux
au premier degré et les candidats à la tuberculose, les prétuberculeux, héréditaires ou acci-
dentels.

*7° Pour ces deux catégories de tuberculeux, il faut tenir compte de la diathèse et réserver pour la station les* tuberculeux pulmonaires neuro-arthritiques : *la cure neuro-arthritique respiratoire étant évidemment caractéristique de la médication montdorienne.*

*8° Il est probable que l'efficacité si appréciée des eaux du Mont-Dore est due, d'une part à sa qualité de ne renfermer* qu'à très petites doses certains minéraux *(voir page 23) et d'autre part à sa* grande teneur en silice.

*9° Du fait des propriétés toniques et stimulantes de ses eaux et de son climat d'altitude, le Mont-Dore* transforme favorablement le terrain *tuberculeux et le rend plus ou moins rapidement réfractaire à de nouvelles poussées bacillaires.*

*10° D'autre part, le climat d'altitude et le traitement minéral cumulent leurs effets similaires pour produire des phénomènes de décongestion et de sédation avec* élection sur les voies respiratoires, *phénomènes qui concourent à la rétrocession progressive des lésions tuberculeuses pulmonaires.*

11° *De par cette rare concordance de résultats climatériques et thermaux, le Mont-Dore est sans rival, en tant que station* hydro-minérale d'altitude, *associant son action reconstituante et* modificatrice du terrain *à son action* curative des altérations respiratoires tuberculeuses *chez les* neuro-arthritiques.

CLERMONT, IMP. MONT-LOUIS.

# DU MÊME AUTEUR

De l'Influence palliative et curative de la Laparotomie exploratrice dans les Processus fibreux du petit bassin et dans les tumeurs de l'abdomen accompagnés ou non d'ascite (1895).

Les Tuberculeux au Mont-Dore (1900).

Le Mont-Dore et la Tuberculose pulmonaire (prétuberculose (1902).

Aura asthmatique, Réflexe asthmatique (1903).

L'Asthme au Mont-Dore (1905).

Etats prétuberculeux et débuts de Tuberculose au Mont-Dore (1906).

De l'Action des Eaux du Mont-Dore (1907).

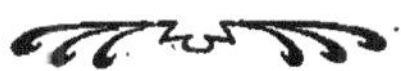